NOTICE HISTORIQUE

SUR

LA PROPAGATION

DE LA VACCINE

DANS LE DÉPARTEMENT DE L'AIN,

DE 1808 A 1839.

PAR

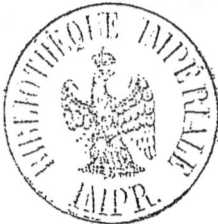

P.-F. Racoud,

DOCTEUR EN MÉDECINE, CHEVALIER DE LA LÉGION-D'HONNEUR, CORRESPONDANT DE L'ACADÉMIE ROYALE DE MÉDECINE, CHIRURGIEN EN CHEF DE L'HOPITAL DE BOURG, PROFESSEUR D'ACCOUCHEMENT, MEMBRE DE LA SOCIÉTÉ D'ÉMULATION ET D'AGRICULTURE DE L'AIN, CORRESPONDANT DE CELLE DU JURA, ET DE LA SOCIÉTÉ DE MÉDECINE DE LYON, ETC.

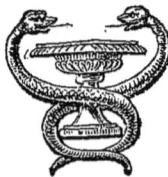

BOURG,

IMPRIMERIE DE P.-F. BOTTIER, LIBRAIRE.

——

1840.

A Messieurs les Membres du Conseil-Général de l'Ain.

Messieurs,

Le but que je me suis proposé dans le travail que j'ai l'honneur de mettre sous les yeux du Conseil-Général, a été :

1° De tracer l'histoire de la propagation de la Vaccine dans le département de l'Ain ;

2° De prouver que l'on ne peut arriver au but que l'on se propose d'atteindre dans l'application de la Vaccine, *l'extinction des épidémies de petites véroles*, qu'en multipliant les Vaccinateurs ;

3° D'établir les bases sur lesquelles on puisse fixer d'une manière moins vague et plus sûre la quotité de l'allocation consacrée à assurer le service des Vaccinations.

Associé de bonne heure aux hommes honorables qui s'occupèrent, les premiers, de répandre parmi nos populations les bienfaits de la Vaccine, placé en quelque sorte à la tête du mouvement par leur bienveillance et leurs suffrages, j'ai fait tous mes efforts pour me rendre digne de leur confiance.

Pendant quarante ans, je n'ai pas perdu un seul instant de vue la marche de la propagation de la Vaccine et n'ai cessé de la favoriser autant qu'il a dépendu de moi. Arrivé à une époque avancée de la vie, cette Notice historique est une espèce de compte-rendu que je dois au pays et au Conseil-Général qui le représente, et qui a toujours le droit de connaître les résultats obtenus par ses généreuses allocations. J'avais d'ailleurs réuni beaucoup de notes à ce sujet qui pouvaient s'égarer, et des souvenirs qui seraient descendus avec moi dans la tombe, je les ai consignés dans ce travail : puisse-t-il être de quelque utilité aux hommes laborieux qui se sont déjà occupés de la Statistique du département, ou à d'autres qui s'en occuperaient par la suite. Dans ces sortes d'ouvrages, si les sujets traités étaient classés d'après leur importance, la Vaccine, à coup sûr, occuperait le premier rang.

Quant à la seconde question, le Conseil-Général verra sans doute avec plaisir le noble emploi que l'on a fait des fonds qu'il a votés pour le service des Vaccinations et les beaux résultats obtenus. Nous avons des premiers touché le but que depuis quarante ans l'on se propose d'atteindre, l'*extinction des épidémies varioliques*. Il verra avec non moins de satisfaction, que c'est encore à la faveur d'une institution qu'il a créée au sein du pays (l'Ecole d'accouchement), que nous sommes arrivés à ce terme si désiré.

Je puis parler fort à mon aise sur la troisième question, m'étant toujours tenu en dehors de toute espèce d'intérêts matériels. On a fixé de tout temps à cinquante centimes par enfant la prime des Vaccinations, en réclamant aujourd'hui cette somme pour les Vaccinateurs, c'est un appel que je fais à la justice et à l'équité du Conseil-Général. On a dû voir, dans mon compte rendu de l'École d'accouchement, la triste situation de la plupart des Sages-Femmes dans nos campagnes : réduire cette somme serait évidemment abuser de leur position, ce serait disputer à des Femmes si utiles, si dévouées, leur existence matérielle, ou s'exposer à priver les populations de leurs services, du moins sous ce rapport. Pour fixer la quotité de la somme nécessaire pour assurer le service des Vaccinations, et nous maintenir dans l'état de prospérité où nous sommes arrivés après tant d'efforts, j'ai pris pour base le nombre des naissances; or, ce nombre s'élève ordinairement de dix à onze mille; en prenant pour terme moyen, dix mille cinq cents, en négligeant les fractions, et en retranchant de ce nombre:

1° Le cinquième des enfans qui succombent la première année. 2,000

2° Quatre ou cinq cents Vaccinations payées par les familles. 500

il resterait huit mille enfans dont les primes s'élèveraient à la somme totale de *quatre mille francs*. Les frais du dépôt départemental de Vaccin seraient encore en dehors de cette somme; mais comme on ne peut pas compter sur une exactitude rigoureuse de la part de tous les Vaccinateurs, ni sur tout l'empressement désirable de la part des parens, on trouverait sur la négligence des uns, et l'imprévoyance des autres, la somme nécessaire à son entretien.

J'ai la ferme conviction qu'au milieu des nombreuses affaires dont le Conseil-Général s'occupera dans sa prochaine session, il placera toujours en première ligne, comme par le passé, les intérêts sacrés de l'humanité.

Agréez, Messieurs, l'assurance de ma respectueuse considération,

PACOUD,

Directeur du dépôt départemental de Vaccin.

NOTICE HISTORIQUE

SUR

LA PROPAGATION DE LA VACCINE

DANS LE DÉPARTEMENT DE L'AIN,

DE 1808 A 1839.

> Ils ne mouraient pas tous, mais tous étaient frappés.
>
> La Fontaine.

En 1808, M. de Bossi, alors préfet de l'Ain, me chargea de retracer la marche de la propagation de la vaccine dans nos contrées ; un extrait de ce Mémoire fut inséré dans la Statistique du département ; je rattachai les faits que j'avais à exposer à deux époques différentes ; chacune de ces époques avait son caractère et sa physionomie distincte. La première, datant de 1800, lors des premières vaccinations pratiquées à Bourg et dans quelques autres villes du département était véritablement l'époque *médicale*, non seulement dans notre contrée, mais dans toute la France ; le gouvernement ne prenait encore aucune part à ce mouvement qui agitait toutes les notabilités médicales : il observait.

Pendant cette époque nous obtînmes de nombreux succès, les plus grandes difficultés furent surmontées, l'étonnement dans lequel cette immense découverte avait jeté les esprits, commençait à se dissiper. La parole des hommes environnés de l'estime et de la confiance publique fut écoutée. Il nous suffit de rappeler ici les noms honorables des principaux médecins placés, dans ce pays, à la tête du mouvement, tels que Vermandois, à Bourg; Vibert, à Pont-de-Vaux; Lorin, père, à Thoisey; Herbin, à Trévoux; Tenaud, à Belley; Jagot et Modas, à Nantua, etc., et l'influence qu'ils exerçaient sur leurs confrères, pour comprendre les progrès rapides que la vaccine dut faire parmi nous dans un court espace de temps. Ces praticiens habiles ne se contentaient pas de propager la découverte de Jenner, ils étudièrent encore sa marche, son caractère, ses anomalies, l'influence qu'elle exerçait ou qu'elle recevait de quelques autres maladies intercurrentes, etc. Ils recueillaient des faits intéressans qui avaient le mérite de l'époque, qui, depuis, se sont fréquemment répétés sur tous les points et dont on a tiré toutes les conséquences pratiques auxquelles elles pouvaient donner lieu : il serait aujourd'hui sans intérêt de les reproduire.

Après quatre ans d'observation, le gouvernement, convaincu des bienfaits de la vaccine, la fit entrer dans les sollicitudes de l'administration, c'était sous le ministère Chaptal, et M. de Connink était préfet de l'Ain.

Le comité central de Paris avait obtenu de si heureux résultats que l'on n'avait rien de mieux à faire alors que de marcher sur ses traces. En conséquence, le comité départemental de vaccine fut créé par arrêté du 4 avril 1804; et le 16 mai suivant il fut installé. Présidé d'ordinaire par le préfet lui-même, j'avais été nommé secrétaire, cette nomination me plaçait dans une position à pouvoir bien observer sa marche.

Le comité se créa de nombreux correspondans sur tous les points du département, et devint ainsi le centre du mouvement. Ici se présente une seconde époque. L'action de l'administration commence à se faire sentir, elle seconde les efforts des médecins par l'influence qu'elle doit exercer sur les maires, par ses instances auprès des curés, etc.; cette action est peu sensible, indirecte. Nous marchâmes ainsi jusqu'au 25 septembre 1810, sans autre stimulation que l'honneur de la science, sans autre mobile que l'intérêt de notre population.

Il me reste à faire connaître deux autres époques également différentes l'une de l'autre par leurs résultats, et, cette fois, l'une et l'autre se passent entièrement sous l'influence des actes de l'administration.

TROISIÈME ÉPOQUE.

Je ne pense pas qu'aucune administration en France ait fait plus d'efforts, déployé plus de zèle, montré plus de persévérance pour la propagation de la vaccine que celle du département de l'Ain. Depuis la création du comité jusqu'à ce jour, on compte au moins trente ou quarante actes, arrêtés, circulaires, avis émanés de cette administration, tous plus pressans les uns que les autres. Tous exprimant la sollicitude la plus vive pour les intérêts les plus chers des populations, tous ayant pour but de dissiper l'engourdissement, de stimuler l'activité, de détruire les préjugés, de montrer les dangers de l'indifférence ou de l'imprévoyance, d'entretenir ou d'exciter le zèle des vaccinateurs. Si cette multiplicité d'actes prouve l'activité d'une sage administration, elle montre bien plus encore toutes les difficultés que l'on rencontre

souvent pour opérer le bien. Quelle série de tâtonne-
mens, en effet, n'est-on pas obligé de faire avant de
trouver la voie la plus sûre pour arriver au but que l'on
se propose d'atteindre ?

Parmi ce grand nombre d'actes, deux surtout méritent
de fixer l'attention, parce qu'ils résument en quelque
sorte tous les autres, et qu'ils font époque par l'influence
qu'ils ont exercée sur la propagation de la vaccine dans
notre pays. Le premier est l'arrêté du 25 septembre 1810,
le second celui du 30 mars 1822, tous deux ayant pour
objet la nomination d'un ou de plusieurs vaccinateurs
par canton.

Depuis 1808, époque de mon premier rapport jusqu'au
25 septembre 1810, le nombre des vaccinateurs, beaucoup
trop faible en proportion des besoins, resta à peu près
le même. Cependant la vaccine gagnait en crédit, en
confiance, elle pénétrait dans presque toutes les communes; les ouvriers manquaient à l'œuvre. Non seulement les vaccinateurs étaient peu nombreux, mais il en
était encore quelques-uns dont les convictions étaient
incertaines; il y avait une sorte d'hésitation dans les esprits, on n'était pas hostile, mais on n'était pas encore
partisan déclaré; on se taisait, on laissait faire, c'était
beaucoup. L'opportunité en toute chose assure le succès;
aussi l'arrêté du 25 septembre eut-il les plus heureux
résultats. Ce fut une véritable habileté de la part de
l'administration, que de saisir ce moment pour appeler
à la propagation de la vaccine, un grand nombre de médecins, que de faire tomber son choix sur les plus honorables et les plus influens, c'était les forcer à prendre
couleur. On ne leur demandait pas compte d'ailleurs de
leur opinion, mais on leur demandait d'agir, et agir en

pareille occasion, c'est mieux encore que de parler.
Ainsi, d'un côté, l'amour-propre des nouveaux vaccina-
nateurs fut ménagé; de l'autre, il dut être flatté de la
confiance que l'autorité leur accordait, et de la mission
honorable qu'ils en recevaient.

Ce moment fut un des plus intéressans pour ceux qui
observaient, depuis 1800, la marche lentement progres-
sive de la vaccine dans le département. Plus d'incertitude, plus d'hésitation; les convictions nettes et fran-
ches proclamèrent hautement ses bienfaits, et exposè-
rent, avec non moins de franchise, tous les dangers de
la variole. Le succès fut décisif. Il y eut un mouvement
général, docteurs, officiers de santé, sages-femmes,
propriétaires ou cultivateurs, tous voulurent donner des
preuves de leur zèle à seconder les efforts de l'administration; les nommés Daujat, Perrin et Pochon, cultivateurs, dont je me plais à rappeler les noms, et qui déjà
en 1804, avaient donné des preuves d'une charité bien
entendue, d'une activité intelligente dans les communes
de Baupont, de Bény et de Marboz, quittèrent de nouveau la charrue pour prendre la lancette, dont ils avaient
déjà fait un si noble usage, et de leurs rudes mains habituées à sillonner la terre, distribuèrent de nouveau
dans les hameaux, dans les habitations isolées, le fluide
bienfaisant, et sauvèrent pour la seconde fois les populations de leurs riches communes de l'invasion de la
petite-vérole.

Cet arrêté sur lequel nous insistons, en raison du
bien qu'il a produit, nous laisse entrevoir déjà, d'une
manière vague et bien incertaine encore, la nécessité
de la conservation du fluide vaccin dans le département,
pour arriver aux moyens d'arrêter à temps toute épidé-

mie variolique, qui, d'un moment à l'autre, peut l'envahir partiellement ou en totalité. C'est un fait digne de remarque et bien déplorable en même temps, que cette idée de conservation, mesure la plus utile et qui eût dû précéder toutes les autres, apparaisse à peine à l'état d'ébauche après plus de dix ans; et que rien n'ait été tenté pour la faire fructifier; nous suivrons son développement jusqu'à ce qu'elle soit arrivée à l'état d'organisation complète, et qu'elle prenne enfin, parmi les moyens propres à favoriser et à multiplier rapidement les vaccinations, la place qu'elle occupe aujourd'hui.

Nous ne laisserons pas ignorer cependant, que cet arrêté si propre, d'une part, à exciter l'émulation chez quelques-uns, pouvait la ralentir chez les vaccinateurs de canton ou d'arrondissement, par l'obligation d'une de ces mesures indiscrètes, qui, ne tenant point compte du service actif et de la position de ces praticiens laborieux dans les campagnes, exigeaient d'eux des écritures nombreuses, et les astreignaient, en quelque sorte, à transformer leurs cabinets en bureaux d'administration, et leurs ordonnances en tableaux aux mille colonnes, dont les modèles étaient envoyés du ministère. Sans doute de pareilles demandes eurent une influence fâcheuse sur quelques vaccinateurs qu'elles jetèrent dans le découragement; d'autre part, la mésintelligence ne tarda pas à éclater entre ceux que l'on paraissait avoir chargés d'une surveillance sur les opérations vaccinales, et ceux qui les pratiquaient, par suite de cette susceptibilité ombrageuse qui abandonne rarement les médecins : de là des causes de ralentissement dans la marche de la vaccine.

Quelques uns néanmoins surent se mettre au-dessus

de ces embarras et de ces petites tracasseries, et se pla-
çant, en quelque sorte, en dehors des mesures prescri-
tes, ne virent plus que les intérêts de l'humanité; ils ne
craignirent point de faire des sacrifices de temps et
d'argent pour suivre avec la même ardeur leurs opérations. C'était sans doute un bel exemple; mais l'administration comprit bientôt que si ces sacrifices pouvaient facilement être supportés par les uns, ils devien-
draient onéreux pour les autres, et les jetteraient dans
le découragement; elle créa, en conséquence, par son
arrêté du 11 novembre 1811, un fond d'indemnité pour
les vaccinateurs, source nouvelle de querelles inces-
santes entr'eux!.... Ceux qui n'avaient pas reçu de mission spéciale, croyant qu'ils étaient exclus des primes,
cessèrent leurs rapports avec l'administration et n'opé-
rèrent plus que dans la sphère de leur clientelle. Les
autres furent convaincus que leur nomination était ef-
fectivement un privilége exclusif *à eux concédé* pour ex-
ploiter les vaccinations. Cette double erreur plaça l'administration dans une position difficile; elle crut s'en
tirer par sa circulaire du 10 octobre 1812, dont le but
principal était de faire connaître aux vaccinateurs cantonnaux, « Que la mission de confiance qu'ils avaient
« reçue d'elle, n'était point *un titre exclusif comme*
« *quelques-uns paraissaient se l'être persuadé*, qu'elle
« avait pour objet d'assurer la propagation de la vac-
« cine, et non de restreindre les moyens d'accélérer ce
« résultat, etc., etc. »

Cette circulaire ne satisfit personne : elle fut à peu
près le dernier acte de l'administration jusqu'en 1818.
Elle n'eût d'ailleurs que peu de retentissement parmi le vaccinateurs, les esprits étaient trop préoccupés

alors des grands évènemens qui se préparaient; les questions politiques dominaient toutes les autres. Faut-il donc s'étonner que, pendant ces années de douloureuse mémoire, la vaccine ait éprouvé un mouvement rétrograde?

L'espace de temps compris entre 1818 et 1822, ne présente de remarquable que la création de prix d'encouragement, indépendamment de l'indemnité ordinaire, et la formation d'un jury chargé de vérifier les états de vaccinations, et de présenter à l'autorité quelques vues d'amélioration pour en assurer le service.

S'il m'est permis de dire ce que je pense de ces prix accordés à ceux qui auraient fait le plus grand nombre de vaccinations, c'est de l'argent mal employé; ils n'ont eu et ne pouvaient avoir aucun résultat favorable pour la propagation de la vaccine. A mon avis, c'était une prime accordée à la position, à la course, quand ce n'était pas à la fraude (1). Je le demande, celui qui placé sur les hautes montagnes du Bugey, ou dans le centre des étangs de la Dombes, ou dans les boues de la Bresse, avait à parcourir, au milieu d'une population éparse, une vaste étendue de terrain avec difficulté et parfois danger, n'avait-il pas plus de mérite à vacciner un petit nombre d'enfans, que celui qui en vaccinerait le double ou le triple parmi les populations nombreuses des villes ou des villages agglomérés? Ne devait-on pas redouter l'inconvénient de mettre en présence les intérêts de la vaccine, et ceux des vaccinateurs? Pour attein-

---

(I) La principale fraude consistait à cumuler les vaccinations de plusieurs années, de ne vacciner que tous les deux ou trois ans. (Circ. du 20 mars. Arrêté du 5 juin 1827.)

dre un chiffre élevé, sera-t-on sûr alors que leurs opérations soient bien faites, pourra-t-on compter sur la seconde visite qui a pour but de s'assurer des résultats de l'opération (1)? Et cependant cette seconde visite est de la plus grande importance : la négliger, c'est placer les familles dans une dangereuse sécurité, c'est préparer les élémens des épidémies de petite-vérole, et ménager des victimes à cette horrible maladie, c'est enfin courir les chances de discréditer la vaccine. Si, au contraire, le vaccinateur remplit rigoureusement ses devoirs, ses intérêts souffriront; l'indemnité ne saurait couvrir, ni ses frais de déplacement, ni les sacrifices de clientelle qu'il est obligé de faire; que de preuves je pourrais apporter à l'appui de cette opinion; c'est quelque chose de faire beaucoup, mais c'est mieux encore de bien faire.

Le jury (dont je faisais partie) n'a presque pas laissé de trace de son existence éphémère. Créé le 20 avril 1821, il expira l'année suivante, et ne se réunit qu'une seule fois pour s'organiser et présenter un rapport à M. le préfet, duquel est résulté l'arrêté du 30 mars 1822, dont il me reste à parler.

QUATRIÈME ÉPOQUE.

Près de vingt ans s'étaient écoulés depuis que l'on avait écrit « que le règne de la vaccine était absolument « établi dans le département de l'Ain, qu'elle n'y recon- « naissait plus d'autre obstacle, ou plutôt d'autre retard

---

(1) Cette seconde visite avait été rendue obligatoire par l'administration, et doit encore être notée sur les états de vaccination. Avant cette décision, elle était complètement négligée. A-t-elle été plus franchement exécutée depuis? il serait presque permis d'en douter, tant les maires sont peu exigeans.

« que celui qui naît quelquefois de la difficulté de se
« procurer du bon vaccin, ou du manque de personnes
« qui sachent l'employer. » (Statistique, p. 3o6.)

Depuis cette époque jusqu'à celle où nous sommes arrivé, il était évident que si les difficultés n'avaient pas
complétement disparu, quelques-unes, du moins, avaient
beaucoup diminué. Nos relations multipliées avec Lyon
et Genève, nous offraient la presque certitude d'obtenir
du vaccin chaque fois que le besoin s'en ferait sentir (1).
On savait mieux en diriger l'emploi; on avait plus
de prévoyance, et si de temps en temps il y avait une
trop grande lacune d'une vaccination à l'autre, on s'é-
tait ménagé des ressources, les moyens de conservation
étaient généralement connus, et l'on savait en faire
usage; d'un autre côté, il n'y avait plus d'hésitation,
plus de doute, plus d'incertitude dans les convictions,
tous les médecins s'étaient franchement prononcés en
faveur de la vaccine; et en dehors des médecins, d'autres personnes encore se faisaient un devoir de propager
ses bienfaits. Evidemment nous étions en progrès. Cependant si l'on examine les actes nombreux que l'administration a produits, dans l'intervalle d'une époque
à l'autre, ce sont toujours les mêmes plaintes qu'elle
fait entendre, les mêmes conseils qu'elle donne, les
mêmes obstacles qu'elle signale, les mêmes mesures
qu'elle prend. Enfermée dans le cercle de Popilius, elle

(I) On sent combien ces ressources seraient insuffisantes dans les
cas d'épidémies; dans les temps ordinaires, elles ne pourraient profi-
ter qu'à un petit nombre de médecins en relation avec quelques-uns
de ceux de ces deux villes : quelle lenteur ensuite pour le répandre
jusque dans les plus petits villages.....

s'y tourmente vainement et ne voit aucun moyen nouveau pour en sortir.

En fixant la quatrième époque de l'histoire de la propagation de la vaccine dans le département de l'Ain, à l'arrêté du 3o mars 1822, je ne me dissimule point qu'il ne présente, comme ceux qui l'ont précédé, une foule d'inconvéniens faciles à signaler, mais il pose, du moins, les bases d'un dépôt départemental de vaccin; et cette idée lumineuse est désormais pour nous le gage assuré d'un succès toujours croissant; sa coïncidence avec la création, dans notre cité, d'un modeste établissement qui s'élevait par le vœu du conseil général, et qui promettait de grandir rapidement (l'école d'accouchement), lui donnait une existence assurée par la facilité d'entretenir le vaccin.

Cet arrêté a pour but la réorganisation du service de la vaccine. Si l'on examine ses dispositions en dehors de toutes les préventions qu'avait fait naître celui du 25 septembre 1810, qu'il reproduit en partie, du moins est-il vrai de dire que l'on espérait beaucoup de cette mesure. D'un côté, le choix d'hommes estimables environnés de la confiance publique, l'appel au concours des autorités civiles et ecclésiastiques influant auprès d'une population docile et confiante, la certitude d'avoir toujours à sa disposition du fluide vaccin, étaient pour lui les garanties des plus beaux succès, et lui promettaient les plus heureux résultats. Eh bien! jamais l'administration ne fut plus complètement déçue dans ses espérances. Il n'est peut-être pas inutile de rechercher les causes de ce revers, c'est le moyen d'en finir avec ces éternels reproches adressés aux populations sur leur inertie, leur indifférence au sujet de l'avenir de leurs enfans, leurs préjugés, etc.; aux vaccinateurs sur leur manque de zèle, d'activité, d'exactitude, ces lieux communs ressassés d'un bout de la France à l'autre, depuis l'introduction de la vaccine, n'ont pas fait avancer la question.

Si l'arrêté du 30 mars 1822, n'eut pas les mêmes succès que celui du 25 septembre 1810, c'est que les circonstances étaient changées; les vaccinateurs étaient plus nombreux; tous étaient convaincus de la réalité des bienfaits de la vaccine. Dès-lors il fallait les appeler tous à l'œuvre sur le pied d'une parfaite égalité. La chose était facile, il suffisait d'assigner à chacun d'eux un certain nombre de communes. De cette manière, on n'eût blessé l'amour-propre de personne, on n'eût pas éveillé les susceptibilités très-chatouilleuses parmi nous. Dans l'ordre civil, nous ne reconnaissons pas de chef, nous n'avons que des égaux. Cette organisation, sans doute, n'eut pas eu un plein succès, mais je suis convaincu, du moins, qu'elle aurait produit des résultats plus heureux que ceux que l'on attendait de la nouvelle nomination de vaccinateurs cantonnaux. Les choix faits étaient pour les titulaires, sinon un titre exclusif, du moins un titre de confiance qui les flattait sans doute, mais qui blessait ceux qui n'avaient pas obtenu la même distinction; aussi y eut-il un mouvement rétrograde, du moins dans les états officiels envoyés à la préfecture.

Placé d'une manière avantageuse pour observer ce mouvement, je dois dire que je ne remarquai pas que les demandes de vaccin qui m'étaient adressées comme directeur du dépôt départemental fussent faites exclusivement par les vaccinateurs cantonnaux, beaucoup nous étaient adressées par d'autres médecins, ce qui me porte à conclure que la réduction des vaccinations n'était qu'apparente et qu'en réalité elles s'élevaient autant et davantage peut-être que les années précédentes; seulement quelques-unes de mes élèves, encore peu nombreuses alors, formées cependant à la pratique des vaccinations, cessèrent complètement leurs opérations dans la crainte, peu fondée sans doute, de s'attirer l'animadversion des vaccinateurs titulaires; beaucoup sont encore sous l'influence de cette crainte illusoire.

J'ai déjà signalé la difficulté, pour la plupart des vaccinateurs cantonnaux, de remplir rigoureusement, même en temps ordinaire, la mission dont ils étaient chargés; combien cette tâche devient plus lourde et plus impossible encore, dans le temps d'épidémie varioleuse, à moins qu'elle ne soit concentrée dans une ou deux communes, et qu'ils ne veuillent y consacrer tout leur temps. Si trente ans d'expérience et l'abandon successif qu'ils ont fait de leurs fonctions, n'en étaient une preuve convaincante, je rappellerais la connaissance des lieux, l'éloignement des villages, des hameaux du centre de la commune, l'isolement des habitations, les dispositions mêmes de l'arrêté, qui, malgré les traces d'une prévoyante sagesse, n'a pu cependant supporter l'épreuve difficile de la mise à exécution, parce qu'il a été rédigé en dehors de la connaissance des lieux et du caractère des habitans.

Vainement le maire et le curé, l'un et l'autre environnés de la plus entière confiance, ont annoncé chacun de leur côté l'arrivée du vaccinateur; c'est à peine si quelques enfans du voisinage sont apportés ou conduits au lieu du rendez-vous; quant à ceux, placés à des distances plus ou moins éloignées, pas un n'arrivera; on dirait qu'ils

sont exclus de cette faveur, non pas que les parens réfu-
sent de les laisser vacciner, ils n'ont aucune répugnance
contre la vaccine, ils croient à sa propriété préserva-
trice; mais l'enfant est si jeune encore, les chemins
sont si mauvais, le temps est incertain, une autre fois!!...
Que faire au milieu de ces hésitations puériles, qu'op-
poser à cette inertie? Au lieu de déclamer contre leur
apathie, leur imprévoyance, leurs préjugés, que vous
ne pouvez pas plus changer que la forme du sol qu'ils
habitent, que l'air qu'ils respirent, puisqu'ils ne veulent
pas venir à vous, allez à eux. Or, je le demande, peut-
on exiger d'un vaccinateur, occupé d'ailleurs par une
clientelle nombreuse et difficile à desservir, qu'il se
transporte souvent à une distance d'une lieue dans cinq
ou six directions différentes pour vacciner trois ou quatre
enfans par village; car enfin, aucun village ne doit être
négligé, le plus grand comme le plus petit doit être
parcouru, parce que la petite-vérole peut, de prime-
abord, les envahir, et que les bienfaits du gouvernement
comme ceux de la providence doivent s'étendre à tous
également. Ainsi se justifie la proposition que j'ai avancée, qu'un vaccinateur de canton ne peut pas rigoureusement remplir sa mission lorsqu'il est question de prévenir une maladie aussi redoutable que la petite-vérole :
et cependant on assigne à ce médecin douze ou quinze
communes ainsi disposées, à vacciner chaque année!!...
Puis il doit dresser les états des enfans vaccinés, de
ceux qui sont atteints, mutilés ou morts de la petite vérole, etc., faut-il donc s'étonner de sa négligence? Rem-
placez-le par un autre, celui-ci ne fera pas mieux,
parce que vous demandez l'impossible! On oublie que
ces hommes laborieux ont une position à maintenir, des

besoins à satisfaire, une famille à élever et une honteuse patente à payer.

Tant de difficultés d'un côté, tant d'exigeance de l'autre, devaient nécessairement amener un autre ordre de choses. En suivant la marche des évènemens, nous verrons ce nouvel ordre se développer graduellement, et les vaccinations se placer naturellement en d'autres mains, au moins dans les campagnes.

Le temps, après plusieurs années d'expérience, n'ayant apporté aucun changement avantageux dans le service des vaccinations, son organisation, au contraire, se détériorant chaque année pièce à pièce, l'administration, dans son inquiète sollicitude pour les populations, essaya, en désespoir de cause, par sa circulaire du 15 février 1829, de livrer la vaccine *à la libre pratique*, et de réduire la somme votée par le conseil général (4,000) pour encourager les vaccinations, à celle de 1,000 fr. consacrée spécialement à l'entretien du dépôt départemental de vaccin. Dès ce moment, les vaccinateurs cantonnaux comprirent que leurs fonctions cessaient, qu'ils étaient dégagés de la responsabilité d'une mission pour eux impossible à remplir, et que désormais ils devaient rentrer dans le cercle ordinaire de leurs occupations.

La retraite simultanée de tous ces hommes honorables et qui avaient, pour la plupart, et dans plus d'une circonstance, rendu d'importans services au pays, fit descendre brusquement le chiffre des vaccinations de 5,850 à 2,726; on devait s'y attendre. Cette mesure décida le déplacement de la vaccine dans les campagnes : les sages-femmes saisirent, avec quelque hésitation toutefois, cette occasion de remplir un devoir qui leur est expressément recommandé à l'école. Je dois dire aussi

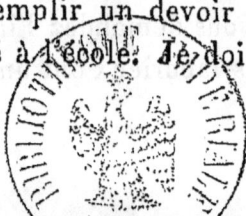

2

que plusieurs vaccinateurs avaient été forcés de devancer la mesure et avaient déjà confié leurs vaccinations aux sages femmes, se réservant seulement la rédaction des états.

Les actes de l'administration parviennent difficilement aux sages-femmes, à moins qu'ils ne leur soient adressés directement, ils sont même quelquefois difficilement compris par elles s'ils ne leur sont expliqués; le plus petit avis de sa part aurait peut-être empêché une baisse aussi considérable dans le nombre des vaccinations; sagement, elle sut s'en abstenir. Il fallait d'un côté laisser les évènemens se dessiner nettement avant de prendre un parti; de l'autre, l'amour-propre de quelques vaccinateurs déjà froissé plutôt que leurs intérêts lésés, se fût élevé à l'état d'une vive irritation. Il était facile de prévoir d'ailleurs que le mouvement s'opérerait de lui-même, et que les vaccinations tomberaient des mains des médecins, dans celles des sages-femmes, incessamment en contact avec l'enfance et les mères de famille. Placées au milieu des populations rurales, dont elles ont su mériter la confiance, elles peuvent, sans nuire à leurs intérêts, satisfaire à toutes les exigences, se transporter rapidement d'une extrémité à l'autre de la commune, et même dans les communes voisines. N'étant pas habituées à recevoir des honoraires élevés, la prime leur suffit. D'autre part, la petite-vérole pouvant sévir dans toutes les saisons, elles n'attendront pas le printemps ou l'été pour la combattre. Elles emploieront l'année entière pour détruire tous les élémens de son développement. Elles savent que l'on peut vacciner en tout temps, et qu'en tout temps elles trouveront du vaccin à leur disposition. Elles n'attendront pas non plus qu'on leur amène les enfans;

elles iront les vacciner à domicile; c'est le seul moyen de surmonter cette inertie tant et si vainement reprochée aux habitans de nos campagnes; elles feront enfin, s'il le faut, une lieue pour vacciner un enfant avec autant d'empressement que pour en vacciner vingt : c'est un devoir qu'elles remplissent. Après avoir écarté les dangers qui menacent l'enfant à son entrée dans ce monde, ne doivent-elles pas assurer son avenir? La vaccine n'est et ne doit être entre leurs mains que le complément des soins qu'elles doivent à l'enfance et même aux nouveaux-nés que dans notre école nous vaccinons souvent le jour même de leur naissance, et avant qu'on leur ait placé leur premier vêtement. Jamais nous n'avons eu à nous repentir de ces vaccinations précoces; il suffit que l'enfant soit bien portant, qu'il n'ait point éprouvé d'accident pendant le travail, pour nous y décider. Toutefois nous ne faisons pas à nos élèves une obligation de choisir ce moment. Dans la pratique particulière, elles doivent, sous ce rapport, suivre la volonté des parens, à moins que la petite-vérole ne règne dans le village, et quelquefois dane l'habitation même de l'accouchée; dans ces circonstances il n'y a pas à hésiter, malgré ce que l'on a dit de l'inaptitude des nouveaux-nés à contracter la variole (1).

La grande question aujourd'hui est bien moins d'étudier la vaccine que de la propager et de l'appliquer au plus grand nombre; il n'est pas nécessaire d'une main savante pour cela. Il y aura, d'ailleurs, toujours assez

---

(I) Cette inaptitude, si elle est vraie, ne s'étend pas à la vaccination pratiquée immédiatement après le nettoyage de l'enfant, elle réussit très-bien.

d'habiles observateurs dans les grands centres de population, dans certains établissemens publics qui s'occuperont de son étude, et si leurs recherches conduisaient à quelques résultats importans qui exigeassent quelques modifications dans la pratique, notre devoir serait d'en instruire nos élèves : nous avons la conviction d'être écouté et d'être compris.

A l'époque dont je parle (15 février 1829), l'école d'accouchement était en mesure pour recevoir l'héritage des vaccinateurs ; nous avions formé 180 élèves, alors dispersées sur les divers points du département, toutes exercées à la pratique de la vaccine, toutes connaissant sa marche et ses caractères distinctifs : il suffisait donc de faire appel à leur zèle, de leur donner l'espoir d'une mince récompense, et leur activité incessante n'eût pas laissé une seule victime à la petite vérole. On le comprit, les primes furent rétablies; et le conseil général, en 1832, alloua, pour cet objet, une somme de *quatre mille francs.*

La suppression de l'indemnité pouvait entraîner les accidens les plus graves qui eussent pesé d'une manière particulière sur les campagnes; elle établissait implicitement une sorte de privilége en faveur des villes et des riches. Si la petite-vérole ne répand plus aujourd'hui la même épouvante, n'excite plus les mêmes craintes, ni la même terreur qu'autrefois, ce n'est pas qu'elle soit moins dangereuse, moins meurtrière, mais c'est parce qu'elle ne se présente jamais à la pensée qu'avec le moyen de la prévenir. Sans la vaccine, on n'aurait pas si complétement oublié que la France payait autrefois à la petite-vérole un tribut annuel d'environ soixante mille enfans. Le vote du conseil général, dans cette circonstance, ne fut pas seulement une œuvre de libéralité et de philantropie, ce fut encore un acte de sagesse et de haute prévoyance.

Par sa circulaire du 25 juillet de la même année (1832), adressée collectivement aux sous-préfets, aux maires, aux médecins et *aux sages-femmes*, l'administration fit connaître la décision du conseil général : je ferai remarquer que c'est la première fois qu'elle fait un appel à ces dernières. Elles durent, sans doute, cet honneur à leurs travaux antérieurs, car elles n'avaient pas attendu ce moment pour glaner dans le vaste champ confié à la vigilance et à l'activité des médecins. Le tableau suivant prouve si elles ont su se rendre dignes de cette confiance, et si leur zèle a manqué à la haute mission qu'elles étaient appelées à partager avec les vaccinateurs.

TABLEAU COMPARATIF DES VACCINATIONS

PRATIQUÉES

Par les Médecins et les Sages-Femmes.

ANNÉES.	NOMBRE des Médecins.	NOMBRE des S.-femmes.	VACCINATIONS pratiquées par les		TOTAL.	NOMBRE des Naissances.
			Médecins.	S.-femmes.		
1833	11	68	965	4,344	5,309	10.530
1834	6	53	538	3,138	3,676	10,591
1835	8	85	1,166	4,906	6,072	10,983
1836	10	92	1,360	6,028	7,388	10,465
1837	2	75	89	4,518	4,518	9,888
1838	4	96	327	6,494	6,821	10,329
	41	469	4,445	29,428	33,784	62,786

Ce tableau contient bien exactement le nombre des médecins et des sages-femmes, celui des vaccinations

pratiquées par chacun d'eux, mais il est loin de repré-
senter toutes celles opérées dans le département; il est
facile de le prouver, il ne l'est pas autant d'en fixer le
nombre. Ainsi, nous sommes environ cent vingt ou cent
trente médecins ou officiers de santé, ce serait une
grande erreur de croire qu'excepté ceux qui figurent dans
l'état général, tous ceux qui n'y sont pas portés se sont
abstenus de pratiquer des vaccinations en présence des
enfans susceptibles d'être frappés par la petite-vérole.
Le registre des envois contient de nombreuses demandes
faites par des médecins, beaucoup par des personnes
étrangères à la médecine; beaucoup encore par quelques-
uns de MM. les sous-préfets qui ne pouvaient être destinés qu'à des médecins. Nous savons, à n'en pas douter, que plusieurs se sont pourvus sur des enfans vaccinés par nos élèves. De tous ces faits, il résulte que beaucoup d'entr'eux se sont occupés de vaccination, mais
qu'en général ils n'ont opéré que dans le cercle de leur
clientelle particulière, et n'ont pas cru devoir faire connaître le nombre de leurs vaccinés. Je crois être au-dessous de la vérité en portant approximativement à mille
le nombre des vaccinations qu'ils ont faites, indépendamment de celles qui figurent dans l'état général.

Le même registre des envois contient aussi les noms
de beaucoup de sages-femmes dont les états ne sont pas
parvenus à la préfecture, perdus sans doute par des com-
missionnaires négligens ou abrutis, dans lesquels elles
auront placé leur confiance; c'est ainsi que ceux de la
nommée Descher de Griége, contenant près de huit cents
vaccinations furent perdus, je crois, en 1834; c'était
une fortune pour elle. En 1837, plus de vingt sages-
femmes dont les états de vaccinations avaient été égarés

furent privées de l'indemnité qui leur était si justement acquise ; ce malheur pouvait les décourager, heureusement il n'en a rien été, leur zèle ne s'est pas ralenti ; j'ai vu avec plaisir leurs noms figurer sur l'état général de 1838.

L'administration prit une mesure, il y a quelques années, qui privait de l'indemnité tout vaccinateur dont les états ne s'élèveraient pas à *vingt vaccinations* au moins ; je n'ai pas retrouvé les traces de cette décision dans le *Recueil administratif*, mais je suis convaincu de son existence, et le plus grand nombre des sages-femmes se rappelle ses dispositions. Cette mesure, dont les motifs ne sauraient être expliqués convenablement, a le double inconvénient de priver l'administration des renseignemens qu'elle désire, et d'imposer des sacrifices immérités à des femmes dont la position sociale est loin d'être aisée. Leurs opérations, du reste, seront incessamment circonscrites dans les limites de la commune qu'elles habitent par le nombre croissant de nos élèves, dont chacune d'elles sera bientôt pourvue ; les naissances ne s'élevant pas toujours à vingt, on doit comprendre la nécessité de rapporter cet arrêté s'il existe, ou de détruire cette erreur si l'on ne veut nuire gravement à la propagation de la vaccine.

En appliquant les calculs approximatifs du tableau qui précède à l'année 1838, il en résulterait que les vaccinations ne seraient pas très-éloignées d'être en rapport avec le nombre des naissances, surtout si l'on retranche de ce nombre celui des enfans morts avant le temps auquel les parens ont l'habitude de les présenter aux vaccinations. Ce n'est guère qu'à l'âge de dix à douze mois qu'ils songent d'ordinaire à cette précaution.

En France, on a fixé à *deux mille trois cent vingt-cinq* sur dix mille, le nombre des enfans qui succombent pendant la première année de leur vie (1). D'après ce calcul, notre situation actuelle serait à peu près la suivante :

Nombre des naissances en 1838.		10,329
Vaccinations constatées	6,801	
Vaccinations présumées opérées par des médecins qui n'ont pas envoyé d'état . .	1,000	10,126
Enfans morts pendant la première année .	2,325	
Différence		203

Ainsi, sans secousse, sans déchirement, sans amour-propre froissé, sans intérêts lésés, il s'est établi un nouvel ordre de choses dans le service des vaccinations, ordre qui promet de nous conduire rapidement au but que l'on se propose d'atteindre, c'est-à-dire, de mettre les vaccinations en rapport avec le nombre des naissances. Ne pourrions nous pas même affirmer qu'à raison des retardataires (2) des années précédentes, et notamment de 1837, nous avons dépassé ce terme en 1838, car en n'attribuant que mille vaccinations à plus de cent médecins, j'ai la conviction d'être resté au-dessous de la vérité. Un tel résultat ne pouvait être obtenu que par l'école d'accouchement et ses nombreuses élèves ; c'est encore un service de plus, un service immense qu'elle aura

---

(1) Voir l'article Mortalité, du dictionnaire des Sciences Médicales, page 279, t. 34e.

(2) J'appelle ainsi les enfans que l'on a négligé de faire vacciner l'année précédente.

rendu au département. Il importe à présent d'assurer
cet ordre de choses pour l'avenir, de soutenir ce zèle,
cette activité, cette exactitude dans le service des vacci-
cinations; il importe surtout de maintenir l'institution
du dépôt de vaccin, c'est un foyer ardent qui projette à
la circonférence ses nombreux rayons, c'est le centre
circulatoire de la vaccine; s'il venait à s'éteindre le mouvement s'arrêterait de toutes parts; le succès des vaccinations est lié à son existence.

Le dépôt départemental de vaccin n'est pas arrivé, de
plein-jet, à l'état où il est aujourd'hui. Il a eu, au contraire, comme toutes les institutions et plus qu'une autre, des commencemens lents, pénibles et difficiles. Il
a fallu plus de vingt ans pour le formuler d'une manière
encore incomplète. Dès son début, un principe d'écono-
mie dont une administration se départ difficilement,
faillit lui être funeste. On pensa que le dépôt pouvait
trouver des ressources assez grandes pour suffire aux
besoins du service, dans les clientelles réunies du mé-
decin-vaccinateur du canton de Bourg et du directeur,
l'un et l'autre jouissant de l'estime et de la confiance
publique; dans celles que pouvaient offrir l'hôpital et
la charité, et enfin dans l'institution de vaccinations gratuites faites principalement les jours de marché pour
engager les populations rurales des environs de Bourg à
amener leurs enfans le jour où leurs affaires les appe-
laient à la ville. L'expérience nous prouva bientôt l'in-
suffisance, ou plutôt la nullité de toutes ces ressources.
Il ne fallait pas compter sur les enfáns des riches pour
la fourniture du vaccin, cette classe n'est pas prêteuse;
elle reçoit, mais ne donne pas. La classe ouvrière aisée,
par son travail ou par son industrie, ne fut guère plus

généreuse; si elle acceptait nos services, ce n'était qu'a-
près une enquête minutieuse sur la famille de l'enfant
sur lequel nous devions prendre le vaccin pour opérer *de
bras à bras*, puis ces mêmes ouvriers finissaient par nous
refuser du vaccin, lorsque la pustule était développée.
La classe inférieure fut moins difficile sur le choix du
vaccin, mais elle n'apportait jamais les enfans à la seconde visite, ce qui équivalait à un refus : les vaccinations gratuites furent désertes, et les établissemens publics n'étaient point assez nombreux pour nous offrir des
ressources suffisantes. Ainsi s'évanouissaient successive-
ment tous les moyens sur lesquels j'avais comptés. Ainsi
se dissipaient chaque jour les illusions du rêve que j'a-
vais fait d'établir au chef-lieu un dépôt de vaccin capable
de fournir largement à tous les besoins du département,
et d'en tenir toujours à la disposition, non seulement
des médecins, mais surtout de celle de mes nombreuses
élèves sur lesquelles je comptais particulièrement pour
réduire la petite-vérole à un état purement sporadique,
sinon pour la détruire complètement, chose impossible
dans un département sillonné dans tous les sens par de
grandes routes incessamment couvertes de voyageurs de
toute sorte.

Toutefois, mes espérances se réveillèrent par la pensée que je pourrais peut-être acheter le droit de recueillir le vaccin. Avant de proposer cette mesure à l'administration, je tentai quelques essais, je fis quelques pro-
positions qui furent acceptées avec empressement. Sûr
du succès comme des bonnes intentions de l'autorité,
j'organisai mon service. J'appelai près de moi les deux
maîtresses de l'école d'accouchement Mmes Renaud et
Page; je les chargeai spécialement d'aller à la recherche

des enfans nécessaires à l'entretien du dépôt de vaccin.
Dans ces nouvelles fonctions, elles déployèrent le
même zèle, la même activité et la même intelligence
qu'elles montrent d'ordinaire dans toutes les fonctions
qui leur sont confiées, et dont j'ai tant à me louer.
Souvent elles sont obligées de se transporter à de grandes distances et jusque dans les communes voisines,
lorsque notre population est insuffisante pour fournir à
l'entretien du dépôt. J'ai hâte de dire que les vaccinations opérées sous ma direction et qui, quelquefois, me
sont attribuées, dans l'état général, ont été réellement
exécutées par elles. C'est une affaire de forme et de
comptabilité qui ne doit atténuer en rien le mérite de
leurs œuvres; et si le nombre auquel ces vaccinations
s'élève, mérite quelques témoignages de satisfaction, de
quelque nature qu'ils soient et de quelque part qu'ils
viennent, c'est à ces dames qu'ils doivent être adressés,
nul ne les a mieux mérités. Depuis cette époque, le
vaccin n'a jamais manqué; non seulement nous avons pu
satisfaire à tous les besoins du département, mais souvent encore nous en avons envoyé à nos voisins de Saône-
et-Loire, du Jura, du Rhône, et même jusqu'en Corse;
je ne saurais dire qui nous a valu cette demande, à la-
quelle d'ailleurs nous nous sommes empressé de satisfaire.
Une seule fois nous en avons demandé à Paris, non pas
parce qu'il nous manquait, mais dans l'intention d'es-
sayer le vaccin renouvelé de Passi, concurremment avec
l'ancien.

Les opérations du dépôt ont lieu dans l'ordre suivant : le plus ordinairement on ne vaccine qu'une fois
par semaine. Nous avons choisi de préférence le jour de
marché pour la commodité des parens, pour la facilité

d'un grand nombre d'envois, et parce que ce jour-là, les sages-femmes qui ne sont pas trop éloignées de la ville viennent elles-mêmes s'approvisionner de vaccin. On tient d'ailleurs note des envois.

Quel que soit le nombre d'enfans qui se présente aux vaccinations, deux ou trois seulement sont rétribués, tous sont inscrits sur un registre divisé en neuf colonnes contenant : 1° le n° d'ordre; 2° la date de la vaccination; 3° les noms et prénoms des vaccinés; 4° l'âge; 5° le domicile; 6° le nombre des piqûres; 7° la date de la deuxième visite; 8° le nombre des boutons développés; 9° enfin une colonne d'observation.

Dans les circonstances extraordinaires, comme lorsque la petite-vérole se manifeste sur plusieurs points du département, on vaccine deux fois par semaine, et l'on fait en sorte que le nombre des enfans soit en rapport avec les besoins du service.

La rétribution n'est payée qu'à la seconde visite, et après avoir recueilli la quantité de vaccin jugée nécessaire pour satisfaire aux demandes faites, en nous assurant toujours une réserve pour parer aux éventualités.

Le vaccin est recueilli ordinairement sur plaques, qui sont enveloppées de feuilles de plomb, ensuite pliées dans du papier noir. Nous avons renoncé au lutage avec la cire fondue, j'ai cru m'apercevoir que la chaleur nécessaire pour la fondre altérait sa qualité. Nous n'employons plus que fort rarement les tubes capillaires, à moins qu'on ne nous adresse une demande formelle à cet égard; la récolte, par ce procédé, est longue, difficile et souvent incomplète; d'ailleurs il ne se conserve pas mieux que sur plaques, quand celles-ci sont bien soignées.

Les frais du dépôt se composent 1° de la rétribution de 1 fr. 5o c. à chaque enfant sur lequel on recueille le vaccin; 2° de l'achat des plaques et tubes capillaires; 3° id. des feuilles de plomb et du papier noir; 4° de l'indemnité ordinaire pour les sages-femmes chargées d'aller à la recherche des enfans et *de les vacciner*. Ces frais ne s'élèvent jamais bien haut, on en jugera par l'état suivant :

Du 4 juin 1833 au 3o juin 1834	348 f. ,, c.
Du 1er juillet 1834 au 24 juin 1835 . . .	4o2 10
Du 1er juillet 1835 au 4 mai 1836. . . .	323 5o
Du 11 mai 1836 au 19 juillet 1837. . . .	462 ,,
Du 26 juillet 1837 au 20 juin 1838 . . .	342 ,,
Du 27 juin 1838 au 24 juillet 1839 . . .	424 5o
	2,3o2 10

Le directeur du dépôt n'a qu'un titre purement honorifique; c'est lui qui fait les avances des frais qui lui sont remboursés à la fin de l'année.

Les deux maîtresses sages-femmes ne reçoivent que l'indemnité accordée à tous les vaccinateurs, quoique leurs fonctions soient bien plus pénibles. Cependant quand toute la somme allouée pour encourager les vaccinations n'est pas épuisée, l'administration leur accorde quelquefois une gratification comme un témoignage de satisfaction de leurs bons services.

L'augmentation des frais d'entretien du dépôt, cette année, a pour cause : 1° le grand nombre d'envois que nous avons été obligés de faire; 2° parce que nous avons soumis à la *revaccination* une certaine quantité d'enfans que nous avions vaccinés il y a douze ou quinze ans, sur lesquels nous avions constaté la nature de la vaccine; on nous permettra de rester encore dans le doute sur l'utilité de cette épreuve, que je ne juge pas nécessaire de discuter ici, lors même que j'aurais un plus grand nombre de faits que ceux que j'ai pu recueillir.

CONCLUSIONS.

Il résulte de ce qui précède que la position actuelle du département de l'Ain, en ce qui concerne la vaccine, est des plus avantageuses; que ce moyen préservatif de la petite-vérole peut bien rencontrer, dans son application, quelques indifférens, mais non pas d'ennemis et de la résistance nulle part; que le service des vaccinations est assuré, dans les villes simultanément par les médecins et les sages-femmes, et par ces dernières dans les campagnes; que là, ce service ne peut que gagner et prendre plus de consistance et de régularité par le nombre toujours croissant des sages-femmes; et qu'enfin nous devons nous considérer comme à l'abri des épidémies meurtrières de petites-véroles. S'il en fallait un exemple, nous pourrions citer ce qui s'est passé au printemps de cette année, époque où cette maladie s'est manifestée spontanément sur presque tous les points du département, où nulle part elle n'a pu prendre un caractère épidémique; cernée par l'activité des élèves de l'école d'accouchement, elle est restée partout à l'état sporadique.

Pour nous maintenir dans cette heureuse situation, il importe :

1° De conserver le dépôt départemental de vaccin.

2° D'élever l'indemnité, pour chaque vaccination, à cinquante centimes, comme elle l'était primitivement.

3° De porter à *quatre mille francs* l'allocation des fonds

destinés à ce service pour être en rapport avec le nombre des naissances, et ne pas refroidir le zèle des vaccinateurs (sages-femmes ou autres), c'est le plus sûr moyen d'éviter les épidémies varioleuses.

4° Si le service des vaccinations exigeait une nouvelle organisation, ce ne serait ni par arrondissement ni par canton, mais par commune qu'il devrait être établi ; chacune d'elles aurait son vaccinateur comme elle a son garde-champêtre.

5° Enfin, si des prix étaient accordés à l'avenir, ce ne devrait pas être toujours au nombre qu'il faudrait les décerner, mais à ceux qui prouveraient que la commune où ils résident, ou celles qui leur seraient assignées, sont complètement à l'abri de la petite-vérole, par les soins qu'ils auraient pris de vacciner tous les enfans nés du 1er janvier au 31 décembre.

Bourg, le 15 août 1839.

PACOUD, D.-M.

Directeur de l'École d'accouchement de l'Ain.

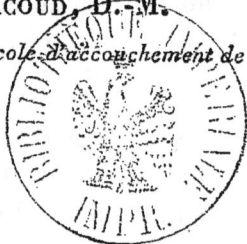